口袋里的皮肤科医生

带状疱疹

主审：李　斌

编绘：李福伦

冯心怡

段彦娟

郭冬婕

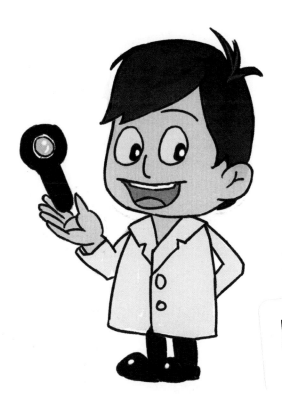

中国中医药出版社

·北　京·

图书在版编目（CIP）数据

带状疱疹 / 李福伦等编绘 . — 北京：中国中医药
出版社，2020.8（2020.10重印）
（口袋里的皮肤科医生）
ISBN 978-7-5132-6275-0

Ⅰ . ①带… Ⅱ . ①李… Ⅲ . 带状疱疹—诊疗
Ⅳ . ① R752.1

中国版本图书馆 CIP 数据核字（2020）第 108142 号

中国中医药出版社出版

北京经济技术开发区科创十三街 31 号院二区 8 号楼
邮政编码　100176
传真　010-64405750
山东临沂新华印刷物流集团有限责任公司印刷
各地新华书店经销

开本 889×1194　1/24　印张 2　字数 26 千字
2020 年 8 月第 1 版　2020 年 10 月第 2 次印刷
书号　ISBN 978-7-5132-6275-0

定价　19.80 元
网址　www.cptcm.com

社 长 热 线　010-64405720
购 书 热 线　010-89535836
维 权 打 假　010-64405753

微信服务号　zgzyycbs
微商城网址　https://kdt.im/LIdUGr
官 方 微 博　http://e.weibo.com/cptcm
天猫旗舰店网址　https://zgzyycbs.tmall.com

如有印装质量问题请与本社出版部联系（010-64405510）

丛书简介

随着社会经济的发展、人们生活节奏的加快，皮肤病发病率逐年增高。大部分皮肤病虽然不会危及生命，但对患者生活、工作以及人际交往造成严重困扰，影响患者身心健康。

本系列丛书旨在向读者科普常见皮肤疾病，通过简单易懂、生动有趣的漫画，让患者和家属了解皮肤病的发病原因、常见表现、基本治疗手段以及日常养护，以期达到提高大众知晓率、消除恐惧以及走出误区的目的。

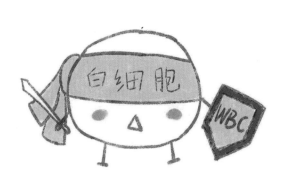
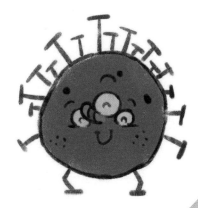

目　录

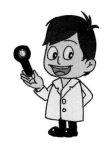

第一章
揭秘"蛇串疮"

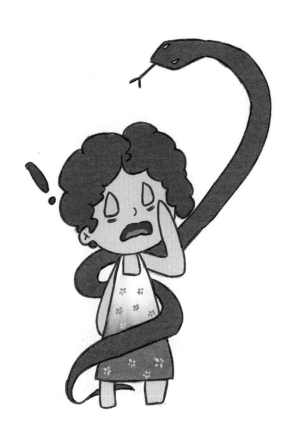

小小病毒惹的祸

带状疱疹又称"蛇串疮""缠腰火丹"等，由水痘－带状疱疹病毒引起。

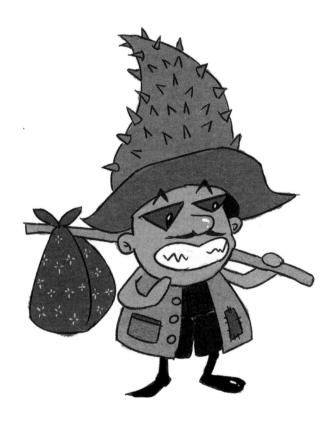

　　带状疱疹的特点是单侧带状分布的红斑、水疱，一般不超过身体中线。

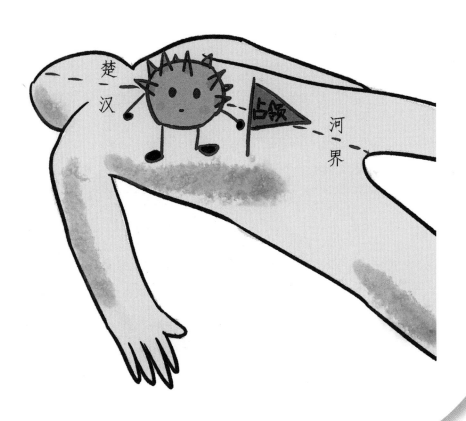

带状疱疹对生活最大的影响就是疼痛，
严重起来让人寝食难安，痛不欲生。

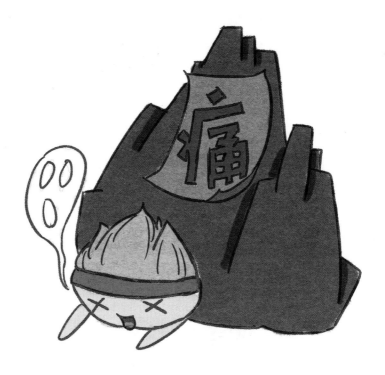

有些人的疼痛会持续几个月甚至更长时间，超过1个月仍有神经痛则称为带状疱疹后遗神经痛。

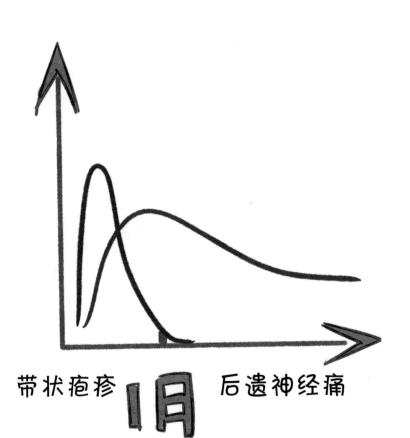

带状疱疹 **1月** 后遗神经痛

水痘还是带状疱疹？

带状疱疹的发病非常有意思，主要由于罪魁祸首的病毒名字同时含有水痘和带状疱疹，很多人会傻傻地搞不清。

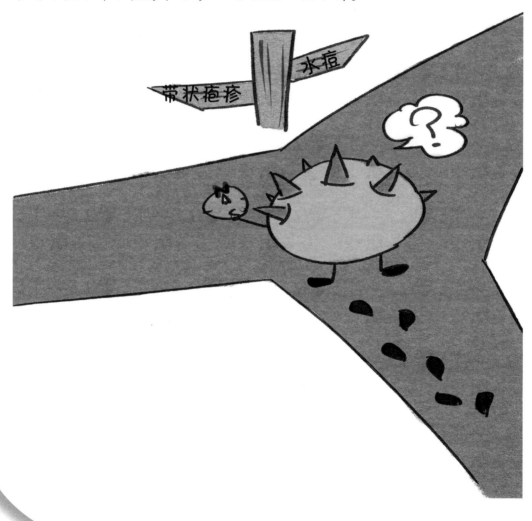

　　水痘－带状疱疹病毒侵入人体后究竟会发生什么变化？

　　下面我们将通过一个简单的故事来弄明白带状疱疹发病的始末。

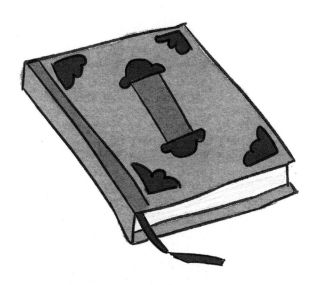

第二章
水痘－带状疱疹病毒回忆录

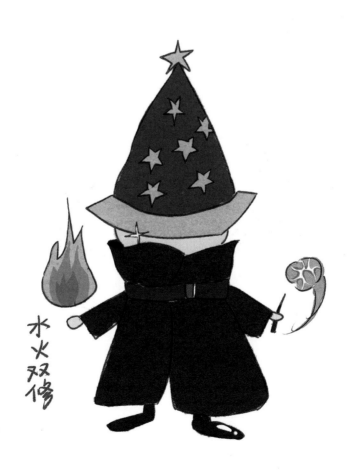

水火双修

入侵

　　话说水痘 – 带状疱疹病毒威力很强，水痘和带状疱疹两种疾病都和它有关，我们暂且称它为"病毒君"。

　　有一天，病毒君来到一位朋友的鼻黏膜处，并悄悄定居下来，我们称这位朋友为"主人"。

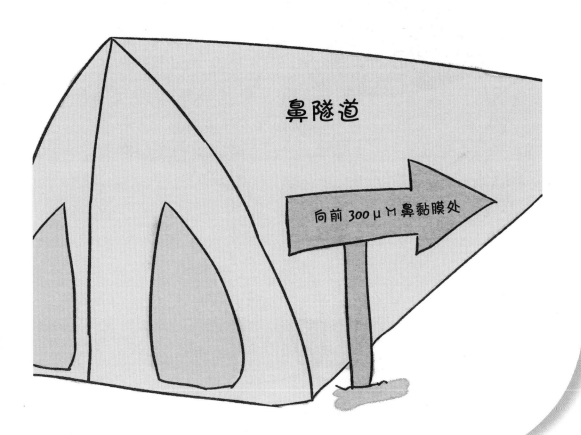

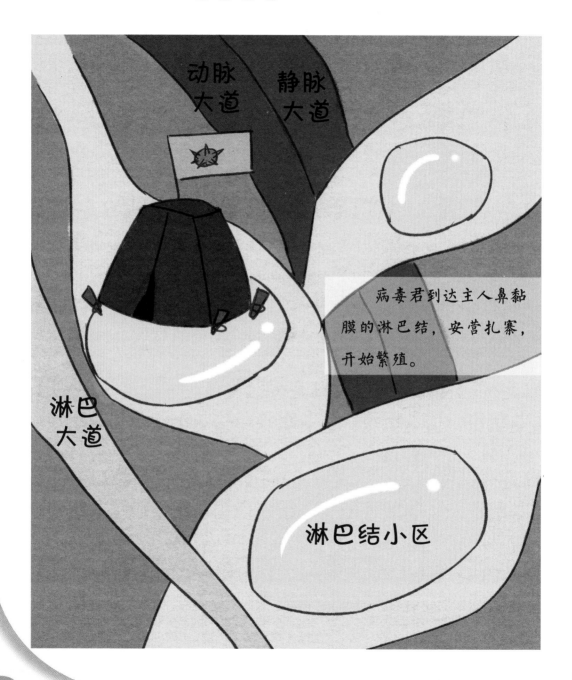

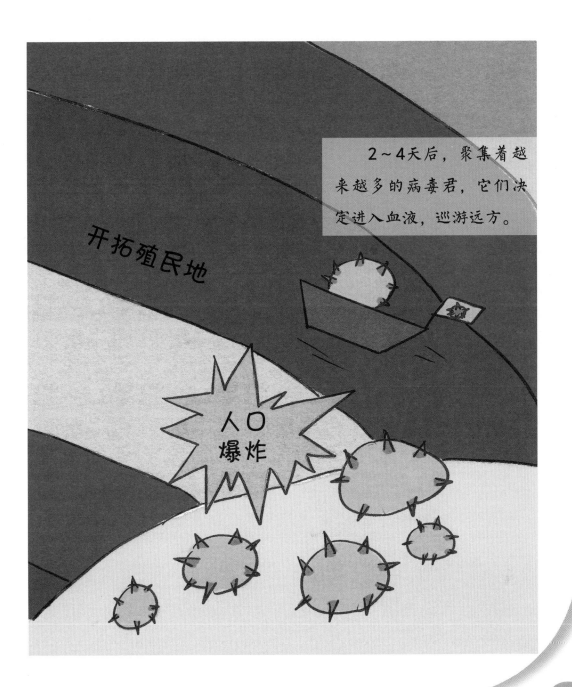

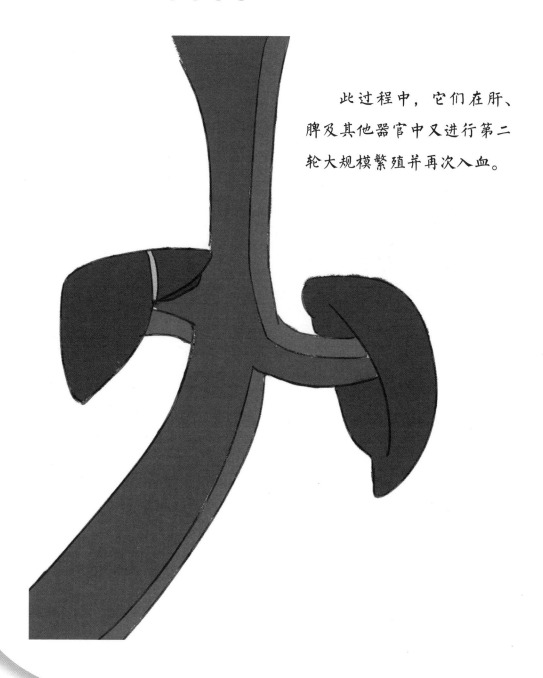

此过程中，它们在肝、脾及其他器官中又进行第二轮大规模繁殖并再次入血。

　　这时，不但在血管的主干道上有它们，连毛细血管这样的羊肠小道里也有它们的身影。

　　它们通过四通八达的血管网络到达皮肤部位，并在那里一通破坏。此时，距离它们潜入主人体内差不多已经两周了。

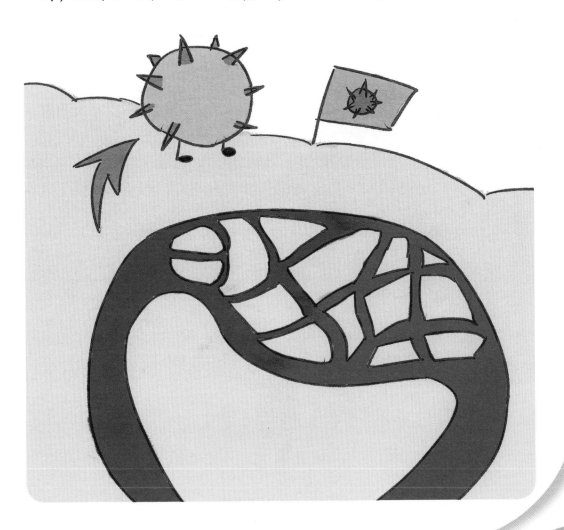

第一次战斗

病毒君的入侵引起主人体内免疫系统的警觉。

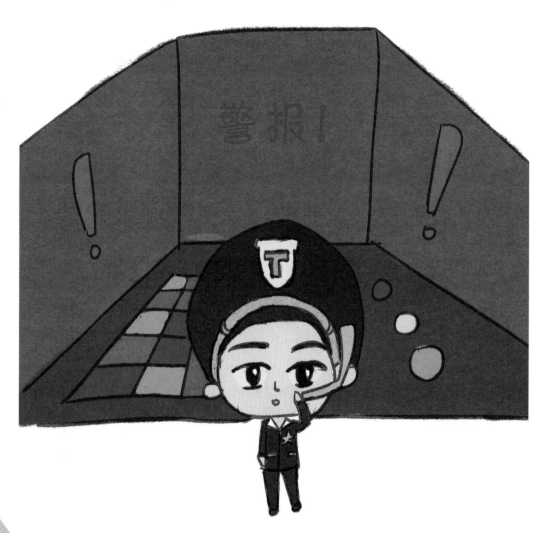

免疫系统开始调集防御部队，
并通过调查研究病毒特点，
培训专门攻打病毒君的特种兵（抗体），
产生针对病毒君的各种免疫。

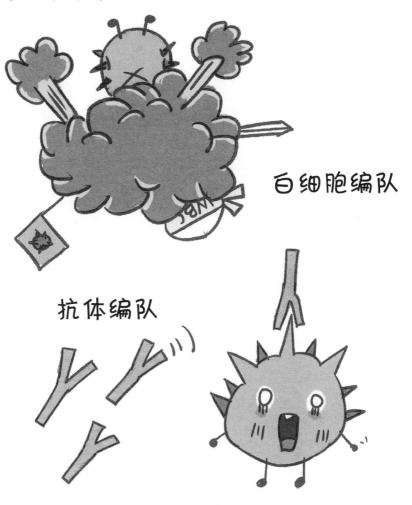

白细胞编队

抗体编队

这时主人开始觉得有些发热不适，吃了些退烧药，发现全身渐渐发出红色的丘疹、水疱。

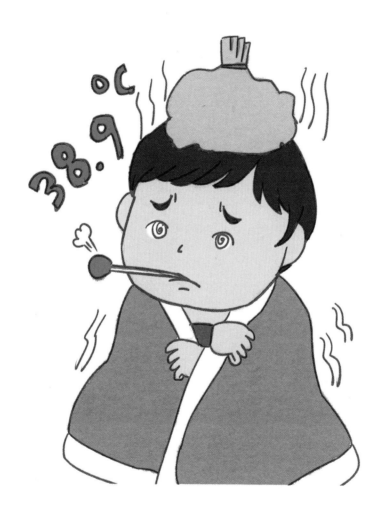

主人来到医院就诊，他怀疑自己吃退烧药过敏了。医生说，这不是药物过敏，这是水痘，是病毒感染了。有传染性，要隔离两周。

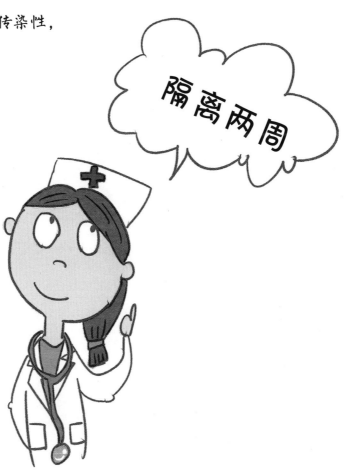

隔离两周

　　这厢，主人体内调集的防御部队和特种兵已经集合完毕，开始逐一攻打病毒君。

　　狡猾的病毒君见机不妙，选择潜伏，沿着神经末梢逆行至神经节，并悄悄潜伏在神经元细胞里。

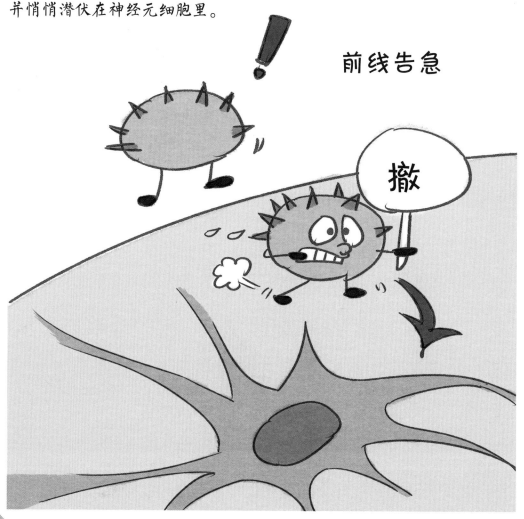

病毒终于被抑制，主人身上的水痘皮疹开始结痂，脱落。

过了两周，主人的生活恢复正常。

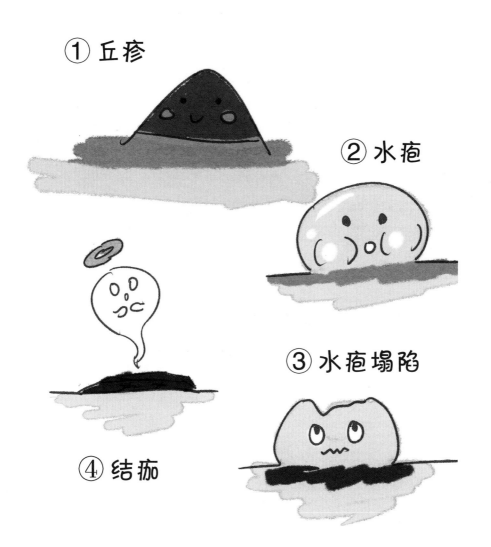

① 丘疹

② 水疱

③ 水疱塌陷

④ 结痂

第二次战斗

病妻君长期隐居在神经节里，
慢慢地，体内的免疫系统对它放松警惕，
针对它的特种兵也少了。

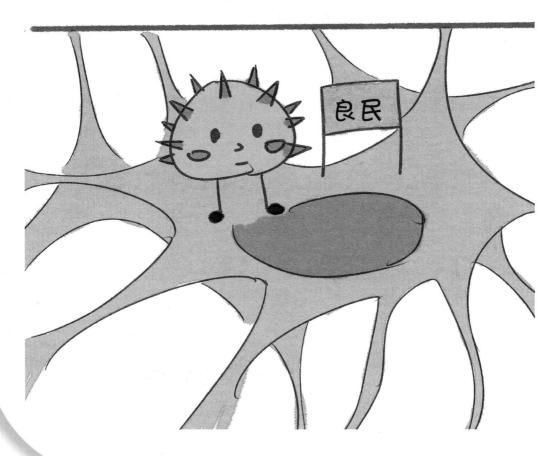

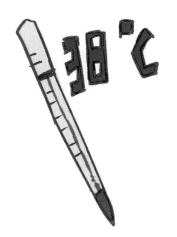

病毒君又开始伺机而动，
寻求作案时机。
发热、应激、免疫力下降等，
都是它的可乘之机。

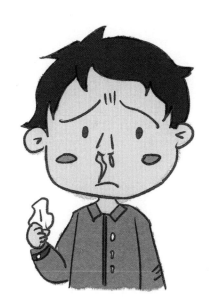

一旦时机成熟，病毒就
在神经节内小范围繁殖，
导致神经元细胞发炎、
坏死。

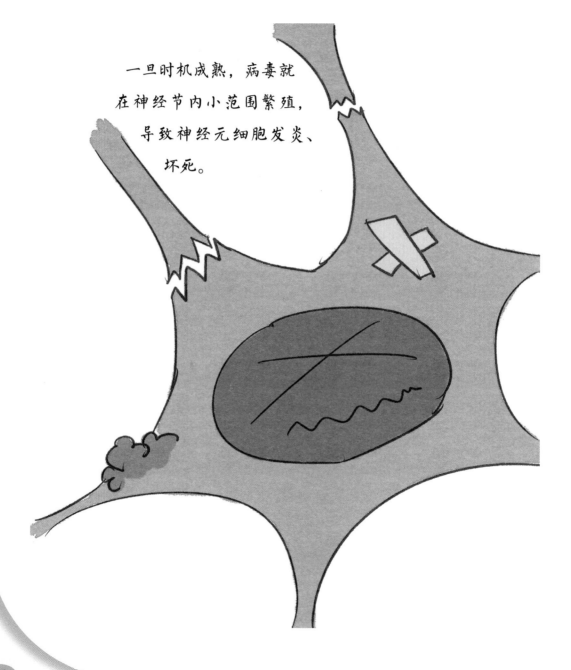

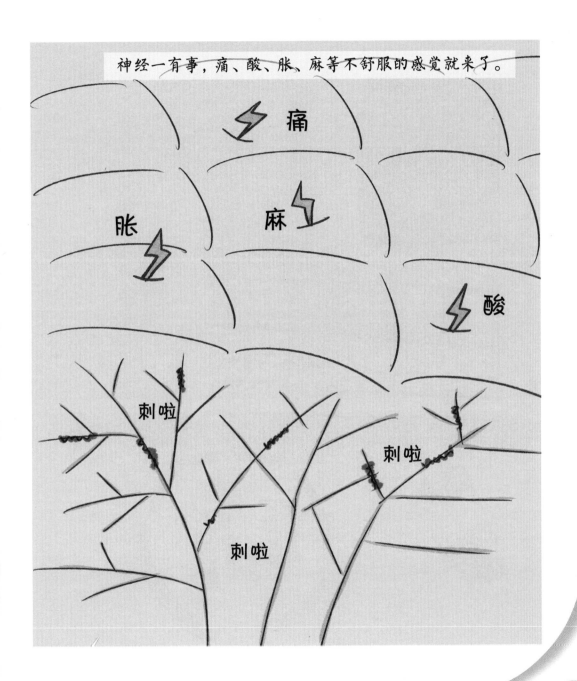

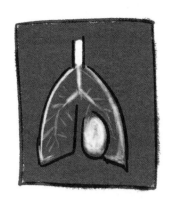

　　主人自觉这几天左侧胸背部疼痛。

　　到医院做了肺部CT、心电图，抽了血的生化指标，显示一切正常。

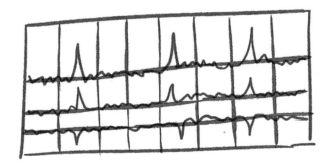

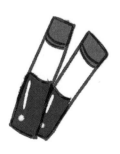

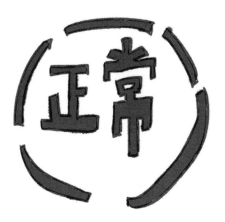

医生怀疑是带状疱疹。

只是皮肤上尚未发出皮疹，无法确诊，

嘱其多休息，并密切随访。

主人无奈回到家中，自行卧床休息观察。

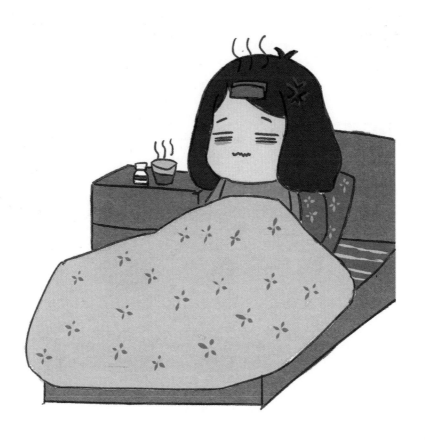

病毒君的两次兴风作浪，再次引发免疫系统的注意。

快速培训出更多特种兵，对抗病毒繁殖和播散。

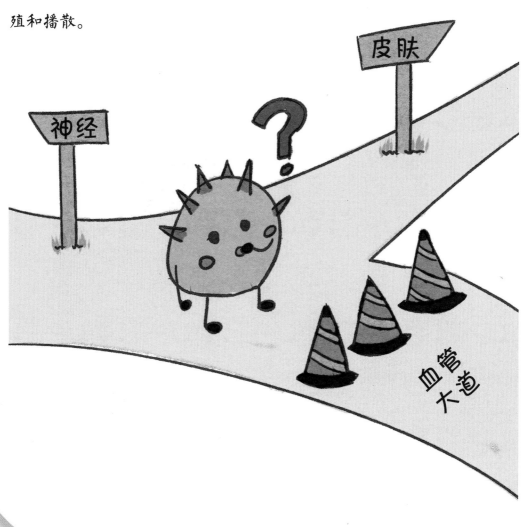

　　病毒君发现无法再像上次一样尽情"扩军"，畅游远方，便沿着神经节发出的神经纤维下行至皮肤。

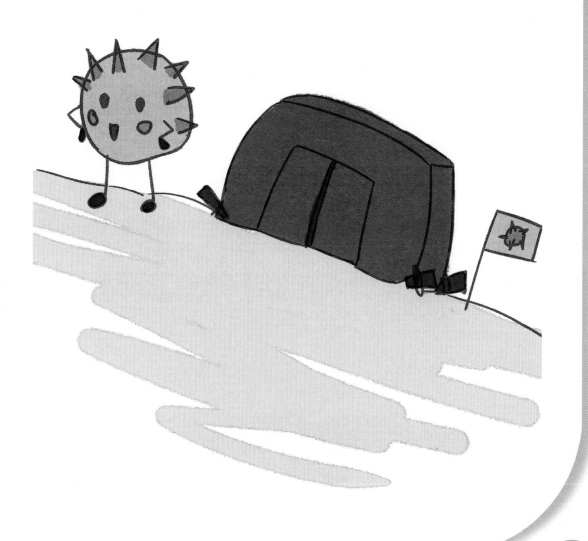

过了几天，主人发现左侧胸背部发出红色的丘疹、水疱再次至医院，医生确诊为带状疱疹，开具了相应的抗病毒和营养神经的药物。

激素

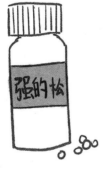

抗病毒

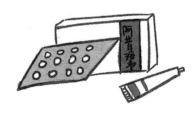

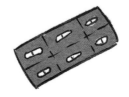
营养神经

经过10天左右的搏斗，病毒君再次被迫停止复制，主人左侧胸背部的皮疹都已经结痂了。

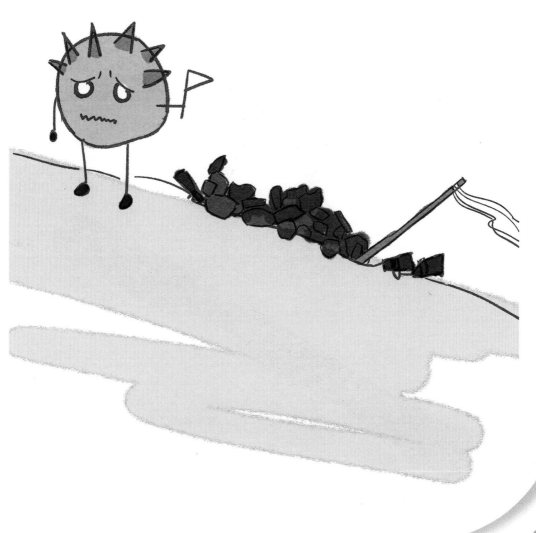

但病毒君对神经造成的破坏一时半会儿还修复不了，主人还是会感觉局部疼痛不适。

不过，经过一段时间的理疗，主人生活再次恢复正常。

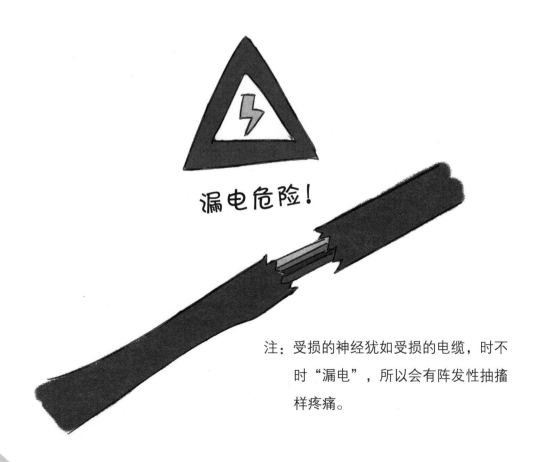

漏电危险！

注：受损的神经犹如受损的电缆，时不时"漏电"，所以会有阵发性抽搐样疼痛。

结局

　　体内压制病毒君的特种部队尽职尽责，使得病毒君很难兴起第三次风浪。

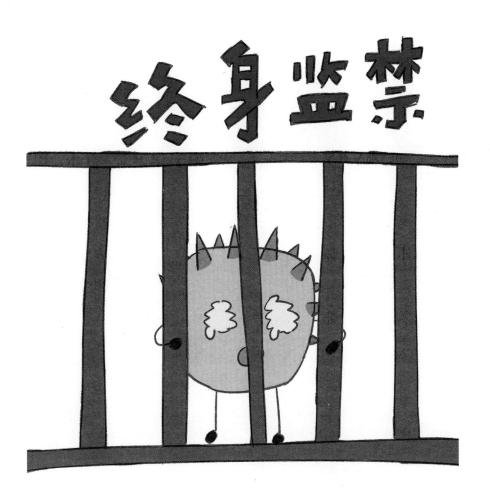

第三章
带状疱疹的治疗

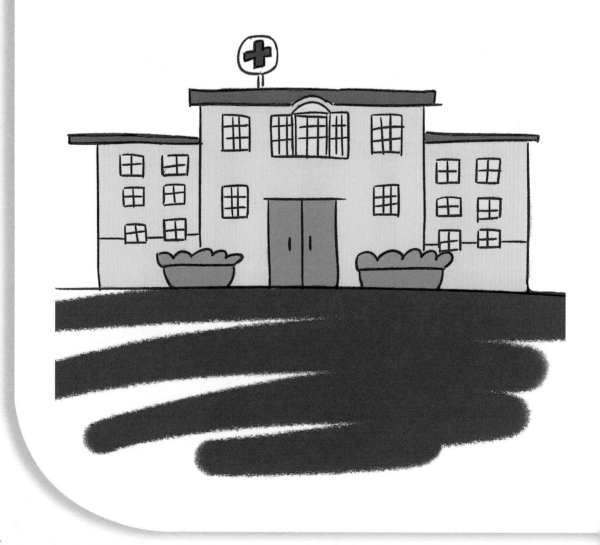

抗病毒药物

病毒引起的疾病，抗病毒药物必不可少。

它们可以及时阻断病毒的繁殖和传播，医生主张早期应用，因为此时病毒活跃，药物可以发挥到最大效果。

不过，早应用的前提是及时到医院就诊。

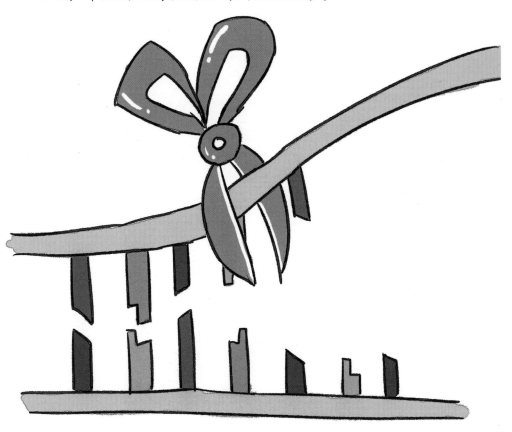

止痛药物

因此，按照三级止痛原则规范使用止痛药物，可以让生活更美好。

除了非甾体类消炎药外，类似r-氨基丁酸（GABA）的一些其他药（如普瑞巴林、加巴喷丁）已经成为首选的止痛药物。

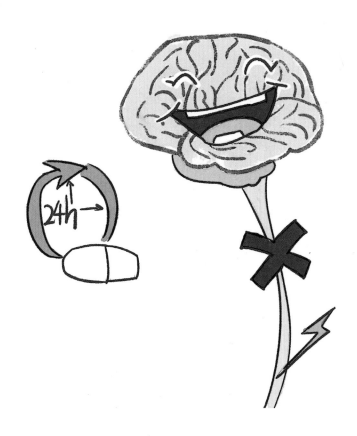

糖皮质激素

不要谈激素色变。

虽然医学界对于激素是否在带状疱疹中应用观点还不一致，但遇到严重的带状疱疹，尤其是发生在头面部者，医生还是认为有必要应用。

要相信医生的专业判断和利弊权衡，全力配合。

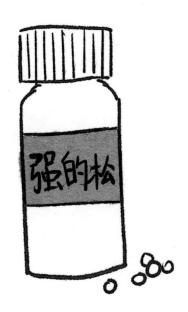

中药口服

　　不管在带状疱疹的急性期，还是后遗神经痛期，联合应用中药口服都有缩短病程、缓解疼痛的作用。

　　不同的病期，中药处方也会不一样，使用得当，才能疗效最佳。

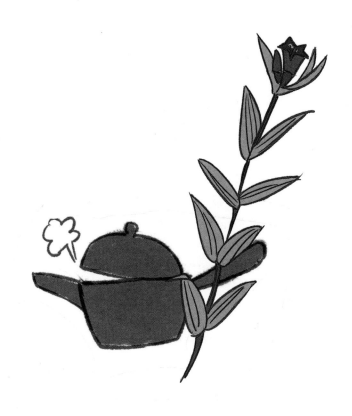

物理治疗

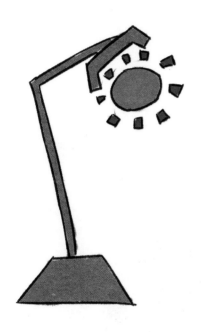

　　氦氖激光、紫外线、红外线、微波，以及刺络拔罐、针灸、梅花针、游走罐，各种仪器及中医特色疗法，在减轻炎症反应、促进炎症消退、缩短病程方面都有很大的帮助。

　　如时间允许，还是要花时间积极治疗。

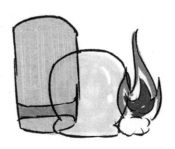

第四章
带状疱疹小小问答

1. 带状疱疹传染吗？可以和家人接触吗？

传染性很低，可以和家人正常生活，对于从未得过水痘或未接种过水痘疫苗的人而言，有一定风险性。

2. 得了带状疱疹是不是不可以吃鱼、肉等荤食？

可以吃，正常饮食就行。

3. 带状疱疹一般多久能好？

皮疹2~3周基本可以消退，神经痛持续时间不一定。

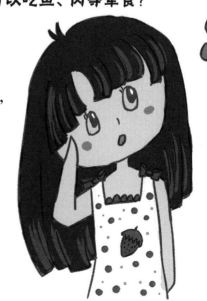

4. 带状疱疹发一圈是不是有生命危险？

带状疱疹一般不会发一圈，发一圈说明免疫力已经极差了。

5. 得了带状疱疹可以洗澡吗？

可以洗澡，不要弄破发疹部位。

6. 带状疱疹是不是一辈子只会得一次？

大部分人是一辈子一次，免疫力低下的人会再次或多次发作。

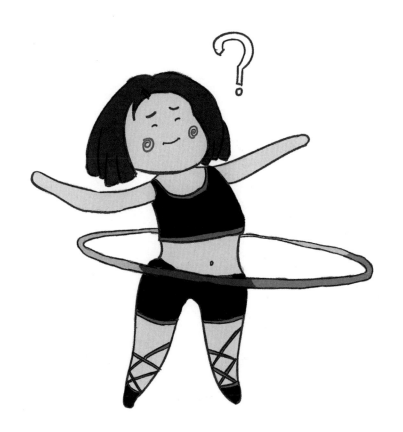

7. 带状疱疹为什么局部会发痒？

带状疱疹为周围神经发炎，神经修复期间会有瘙痒症状。

8. 带状疱疹后遗神经痛有没有好的治疗方法？

中西医结合治疗，红外线、拔罐、针灸、中药等都是不错的方法。

9. 带状疱疹是不是每个人的痛感都很强？

不是，有些人痛感强烈，有些人却感觉不明显。

10. 得了带状疱疹日常生活应该注意哪些？

多休息并及时正规治疗。

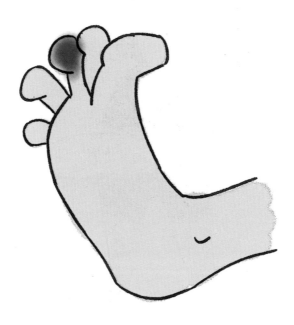